Beaude.

RÉPONSE

A UNE ANALYSE DES OUVRAGES

DE MM. JOURDAN, RICHOND ET DEVERGIE,

insérée dans la Revue médicale (*janvier* 1827), *signée* BEAUDE.

« Entraînés par *la passion de la réforme* et par *l'espoir de se singulariser*, plusieurs médecins attaquent et nient aujourd'hui, *sans preuves suffisantes, des faits que des siècles d'observations ont démontrés;* tels sont, par exemple, ceux qui ont rapport aux maladies vénériennes. MM. Jourdan, Richond et Devergie ont nié, 1° que la maladie vénérienne fût originaire d'Amérique ; 2° que ses symptômes, soit primitifs, soit consécutifs, fussent le résultat d'un principe particulier; 3° qu'elle fût héréditaire ; 4° enfin que le mercure soit le médicament qui la fait disparaître le plus ordinairement et le plus sûrement, sans crainte de retour. » Tel est à peu près le début de l'article de M. Beaude.

Un vieil adage dit avec raison que *du choc des opinions naît la lumière;* c'est sans contredit le meilleur moyen de parvenir à un résultat certain et d'asseoir un jugement solide ; mais est-ce entamer convenablement une discussion, que d'employer de semblables expressions envers des confrères qui jouissent de quelque considération ? Ce début est un acte d'accusation vigoureux qui ne devait être lancé qu'avec réserve par un médecin qui doit se connaître en syphilis, puisqu'il annonce avoir été élève à l'hôpital des vénériens en 1824. Était-il autorisé d'ailleurs par une si courte expérience ?

Quoi ! c'est dans *l'espoir seul de se singulariser*, que trois auteurs publient des documens intéressans, à l'imitation de médecins étrangers, qui déjà s'étaient occupés de semblables travaux ! C'est là le seul motif qui a pu diriger leur plume ! Ainsi donc, tous les novateurs qui par leurs écrits ont enrichi et agrandi le cercle trop étroit de nos connaissances médicales, n'étaient guidés que par *le seul espoir de se singulariser !* L'amour de la vérité, le désir d'être utiles à l'humanité, ne conduisaient nullement leurs pas à travers des sentiers difficiles, battus par la routine, l'ignorance, l'empirisme et la prévention ! ainsi donc les Bichat, les Pinel, les Broussais, et tous les autres médecins nos contemporains qui se sont occupés avec ardeur des sciences médicales, n'ont eu d'autre but que celui *de se singulariser.*

Tel est le jugement étrange de M. Beaude. Heureusement qu'il n'est pas sans appel.

Il est vraiment étonnant que l'érudit traducteur de Sprengel, de Zimmermann, auteur d'un traité sur la syphilis, qui a su mériter par son érudition, par ses importantes recherches déjà publiées en 1816, les éloges des médecins les plus distingués, même de ses antagonistes, n'ait aux yeux de M. B. d'autre mérite que *celui de se singulariser !* Le médecin physiologiste qui, écrivant sur la non-existence d'un virus syphilitique, nous fournit des matériaux précieux ; qui sut, simple élève, éclairer une question importante de médecine légale; qui, jeune encore, mérita par son instruction et son amour pour la science, d'être chargé d'un service important dans un grand hôpital militaire, n'est donc aussi qu'un écervelé, qu'un enthousiaste sans raison; et ses importantes recherches, ses nombreuses observations, ne sont aussi sans doute que les rêveries d'une imagination exaltée. C'est aussi seulement dans *l'espoir de se singulariser*, que travaille l'auteur de la clinique de la maladie syphilitique; et les faits intéressans que contiennent les sept premières livraisons de son ouvrage doivent être répudiés et rejetés, parcequ'ils ne sont pas du goût de M. Beaude.

Nous qui ne partageons point la manière de voir de l'auteur de l'analyse, examinons comment il va nous prouver, *la singularité à part*, que nos trois auteurs, *sans preuves suffisantes*, attaquent et *nient* les points principaux indiqués plus haut *et démontrés par des siècles d'observation*.

Ou M. B. n'a pas lu attentivement les ouvrages des auteurs qu'il attaque, et alors il est coupable des erreurs qu'il met sur leur compte ; ou , s'il les a lus, il ne les a pas compris. 1° Ce médecin reproche à M. Jourdan et à Sprengel d'accuser Oviédo d'être l'inventeur de l'origine américaine de la syphilis, et donne pour preuve de cette erreur, qu'Oviédo n'écrivit qu'en 1525, tandis que Léonard Schmauss, médecin de Salzbourg, *et non de Strasbourg, comme il le dit,* avait annoncé qu'en 1518 cette opinion était déjà très répandue de son temps. Par cette différence de date, M. B. croit décharger Oviédo de la mauvaise réputation que lui avaient acquise ses écrits. Mais en jetant un coup d'œil sur M. Jourdan, je trouve, tome 1er, page 258, une note ainsi conçue : « Oviédo émit cette idée (origine américaine) dans ses dos Tratados del palo de Guyacan. *Il la reproduisit ensuite* dans sa Relacion sumaria de la historia natural de las Indias, 1525, et dans son Historia natural y general de las Indias, 1535. Suivant Antonio, le premier de ces trois ouvrages parut en 1518 ; mais il doit avoir été publié avant cette époque, car nous trouvons déjà l'origine américaine soutenue, en 1518, par Schmauss, de Salzbourg (*Lucubratiuncula de morbo gallico, et cura ejus noviter reperta cum ligno indico*, Vienne, 1518), et par le célèbre Ulric de Hutten (*Libellum de guaiaci medicina et morbo gallico*, Mayence, 1519. Le passage suivant, plus positif encore, n'est applicable qu'à Oviédo : *Nobilis quidam hispanus, cum quæstor in provinciâ esset, ac morbo ipse graviter affligeretur, monstratâ ab indigenis medicinâ, usum ejus in Hispanias attulit.....* Cette note de M. Jourdan, je crois, est claire et précise, et n'a pas besoin de commentaire.

2° M. B. accuse le même auteur d'avoir expliqué *d'une manière fort étrange* un passage de Ferdinand Colomb, qui tendrait à prouver que la syphilis existait sans doute en Amérique au moment de sa découverte, en rejetant sur la fièvre jaune, qui exerçait alors ses ravages aux Antilles, la mortalité qui avait réduit à un petit nombre d'hommes

(5)

la garnison espagnole, en 1498, quand Christophe Colomb y fit son troisième voyage.

Je ne vois rien, dans l'ouvrage incriminé, qui puisse sur ce fait mériter la critique de M. B. Je trouve, au contraire, le passage suivant, pages 258 et 259 : « Il fut d'autant plus facile de mettre la syphilis sur le compte des Américains, que *les affections des parties génitales* devaient exister aux Antilles comme partout ailleurs, et qu'il y régnait *une maladie de la peau qui paraît avoir été très contagieuse, sans compter la fièvre jaune,* qu'Oviédo lui-même désigne assez clairement, tout en mettant ses ravages sur la syphilis. » Nouvelle erreur de M. Beaude.

3° Après s'être rangé de l'opinion de MM. Jourdan, Richond et Devergie, sur l'origine non américaine de la syphilis, le critique demande si cette maladie se manifesta, pour la première fois, vers la fin du quinzième siècle, ou si elle existait avant cette époque ; et tout en disant que nos trois auteurs citent *une foule de médecins et de poëtes latins* pour appuyer leur opinion, il ajoute : « *Cependant on ne trouve pas, dans les anciens médecins, de description exacte de la syphilis ; ils ne parlent que de symptômes isolés,* et il faut arriver à l'épidémie du quinzième siècle pour en trouver des tableaux complets. Ce fait annonce positivement qu'elle prit alors une activité plus grande ; et que, si ce moment ne fut point celui de sa première apparition, ce fut du moins l'instant où la gravité de ses symptômes obligea les auteurs de ce temps à s'occuper de cette affection, *qu'ils regardaient comme nouvelle et comme très redoutable.* »

Par ce passage on voit que M. B. reconnaît que les anciens médecins connaissaient la syphilis, puisqu'ils décrivaient des symptômes isolés, encore dénommés de nos jours par les mêmes expressions, tels que *gonorrhée*, *chancres*, *rhagades*, *condylômes*, etc. (Voir le Lévitique, Celse, Sprengel, Lanfranc, Gordon, etc., etc.). Et cependant il semble faire croire que ce n'est qu'à l'époque du quinzième siècle qu'on la connut parfaitement, et que, depuis lors, on n'a plus varié sur les symptômes qui forment la cohorte des maux vénériens. Nouvelle erreur facile à prouver. D'abord la célèbre et funeste épidémie de 1494 fut connue sous le nom de *malæ pustulæ*, de grosse vérole, peste marranique, et son caractère principal était l'éruption sur le corps de grosses pustules (1) enflammées qui, par la suppuration, se convertissaient en ulcères serpigineux, se recouvrant souvent de croûtes épaisses, etc., etc., qui se communiquaient par le contact immédiat. Les auteurs ne présentent pas, quoi qu'en dise M. B., de tableaux complets des symptômes syphilitiques, et cette maladie ne fut pas non plus regardée comme nouvelle. Les passages suivans, extraits de MM. Jourdan et Devergie, en sont la preuve:

« Leonicéno, l'écrivain de son siècle qui inspire le plus de confiance par la justesse de ses raisonne-

______

(1) Widmann (Jean), *De pustulis et morbo, qui, vulgato nomine,* mal de Franzos *appellatur.* Torella, 1497.

mens, fait une remarque digne d'être prise en considération : c'est que le manque de nom propre est souvent cause qu'on oublie une chose connue, et qu'un nouveau nom, substitué à un ancien, détruit fréquemment, avec le souvenir de ce dernier, le souvenir de la chose même qu'il désignait. « Un mal » extraordinaire, dit-il, s'est répandu en Italie et » dans beaucoup d'autres contrées ; les médecins hé-» sitent à décider quel nom ils lui donneront, et » dans quelle classe ils le rangeront. » Mais quand je réfléchis que les hommes sont tous organisés de la même manière, tous nés sous le même ciel, tous soumis à l'influence des mêmes circonstances ; je me trouve forcé de croire que tous aussi ont été sujets aux mêmes maladies, et il m'est impossible de me figurer que le mal, éclaté tout-à-coup parmi nous, n'ait point été connu de nos prédécesseurs (1).

« Ce fut (2) vers la fin du quinzième siècle, que l'Europe fut envahie par une maladie qui répandit de tous côtés l'horreur, l'épouvante et la mort, et dont on prétend que la syphilis actuelle est une dégénérescence. Les premiers qui la décrivirent se gardèrent bien cependant de la considérer comme une *affection nouvelle*. Presque tous, au contraire, ne virent en elle qu'une maladie déjà connue des anciens, mais ayant revêtu un caractère épidémique..... »

Il est si peu vrai qu'un tableau complet des symptômes vénériens existât après l'épidémie de 1494,

(1) *Clinique de la maladie syphilitique*, tome Ier, page 29.
(2) Jourdan, tome Ier, page 257, et *Journal universel*, tome I^e page 338.

qu'il faut descendre jusqu'en 1527, époque à laquelle Béthencourt leur donna pour la première fois cette dénomination. En 1552, Paracelse enseignait, comme on le faisait en 1527, *que le libertinage seul est la vraie source des maux vénériens*, et c'est ce médecin célèbre qui, le premier, réunit dans la même cathégorie beaucoup de symptômes que l'on avait jusque là regardés comme produits par d'autres causes, tels que les fics, les rhagades, la blennorrhagie, la cristalline, etc. Si M. B. avait jeté un coup d'œil sur l'ouvrage de M. Devergie, il n'aurait point avancé ce paradoxe; car cet auteur, page 33, réfute avec clarté et précision les erreurs palpables répétées avec complaisance par les auteurs sur *l'apparition successive* des symptômes syphilitiques. Dans ce passage remarquable, cet écrivain reproche à M. Plisson, que M. B. cite avec prédilection, quelques unes des fautes graves renfermées dans sa syphiliographie.

Si nous voulions réfuter l'opinion admise, que la syphilis fut une dégénérescence de la lèpre, il nous serait facile de démontrer, par les propres expressions de M. B., que cette opinion est encore erronée et doit être réjetée. Il s'exprime ainsi : «Peut-être cette dernière opinion acquerra plus de poids, si l'on considère que la lèpre qui, pendant les dixième, onzième et douzième siècles, fit de grands ravages en Europe, *était déjà moins fréquente à cette époque;* et que, depuis, elle a disparu presque complètement.» Si déjà cette maladie était moins fréquente lors de l'épidémie de 1494, pourquoi

avancer que cette dernière, qui n'était point la syphilis, fut une dégénérescence de la première? Les
recherches historiques donnent d'autres motifs de
la disparition de la lèpre. Il faut plutôt l'attribuer
aux progrès que firent peu à peu les sciences, à la
civilisation qui succéda lentement à des siècles demi-
barbares, à l'usage du linge de corps, inconnu
jusque là, à l'établissement des ladreries, etc., etc.

4° Jusqu'à présent les reproches adressés à
MM. Jourdan, Richond et Devergie m'ont paru
peu fondés. Examinons si M. Beaude sera plus heureux lorsqu'il attaque leurs opinions sur la non-existence d'un virus. C'est surtout à M. Richond qu'il
s'attache : je n'en vois point le motif, car nos trois
auteurs partagent la même opinion ; et chacun d'eux
paraît non seulement convaincu, mais encore offre
aux médecins une foule de faits capables d'ébranler
la foi la plus robuste.

Encore une fois si notre critique partisan du virus s'était donné la peine de lire les chapitres qui
ont trait à ce principe particulier, et s'il avait ré-
fléchi sur leur contenu, il n'aurait point avancé que
nos trois auteurs rejettent l'existence du virus syphilitique *par la seule raison qu'on ignore sa nature;* il se serait évité une controverse inutile, mal
fondée, et n'aurait pas prêté à M. Richond un ridicule qu'il n'a pas, celui de *nier tout ce que nous
ne pouvons expliquer*, ridicule qu'il prête, par conséquent, à MM. Jourdan et Devergie.

Ces médecins ont écrit que les maux vénériens
peuvent se concevoir sans l'existence d'un être mys-

térieux voyageant à volonté dans l'économie, restant souvent long-temps caché dans un coin de cette économie, sans que rien décèle sa présence ; puis se réveillant tout-à-coup, altérant le jeu des organes, troublant les fonctions, aussi inaccessible à nos sens, qu'inconnu dans sa nature. Ces médecins philanthropes ne sont point les seuls qui partagent cette opinion, et chaque jour voit augmenter le nombre des partisans de cette théorie, appuyée non seulement sur un raisonnement éclairé, mais encore sur les écrits des anciens; et il n'est pas vrai, comme l'avance M. Beaude, *que des siècles d'observations ont démontré l'existence d'un virus vénérien.*

On lit, article *virus*, dictionnaire des sciences médicales, que l'esprit de prévention a maintenu jusqu'à ce jour la médecine dans un état d'enfance d'autant plus dangereux, qu'il séduit souvent et gouverne à leur insu les hommes les plus judicieux. *Les faits sont toujours les mêmes*, et cependant ils ont été traduits dans des doctrines erronées, contradictoires. Beaucoup de maladies ne pouvaient être expliquées ; elles paraissaient avoir un génie particulier : *les virus furent créés.*

N'y avait-il pas dans les théories de la médecine des virus dartreux, trichomatique, psorique, rachitique, arthritique, rhumatismal, scrofuleux, cancéreux, rabiéique, rubéolique, variolique, etc.? Ne rangeait-on pas la peste, la fièvre jaune, les typhus, la pustule maligne, la pourriture d'hôpital, la lèpre, l'éléphantiasis, parmi les maladies dépendantes d'un *virus spécifique* propre à chacune d'elles? N'est-on pas cependant arrivé, par le progrès des sciences, à se rendre compte de la contagion de ces maladies, sans avoir recours à cet agent caché qu'on faisait présider à leur naissance? A-t-on besoin désormais, pour expliquer les symptômes consécutifs qui suivent une gale trop précipitamment guérie, de recourir à l'existence d'un être qui voyage dans l'économie; et cependant, comme le disent MM. Richond et Devergie, la gale est bien le prototype des maladies contagieuses et virulentes.

Paul d'Égine, Sprengel, après les croisades, Guillaume de Saliceto, 1275, Lanfranc de Milan, 1295, Bernard de Gordon, 1309, Jean Gaddesden, Argelata, 1410, Becket, 1309, Pline, Béthencourt, 1527, Paracelse, 1552, Jean Calvo, 1580, Falk, Kemme, Scheffer, etc., ne parlent nullement de l'existence d'un virus, et attribuent toutes les maladies honteuses des parties génitales à l'impureté, à la débauche, et surtout ils enseignent *que le libertinage seul est la vraie source des maux vénériens.* C'est Benedetti qui contribua beaucoup à propager l'idée qu'ils dépendaient *d'un virus développé dans les humeurs qui s'écoulent des organes génitaux, particulièrement chez les femmes;* et c'est de la fusion des diverses théories émises, que naquirent peu à peu la doctrine du virus vénérien, de la vérole d'emblée. Il faut arriver à Fernel pour trouver la première division en accidens primitifs et consécutifs. Donc MM. Jourdan, Richond et Devergie, en attaquant ce redoutable virus par des documens précieux, puisés à des sources si respectables, ne sont pas des novateurs qui veulent bouleverser les doctrines médicales, entraînés par *la passion de la réforme*; ils ne font que se ranger avec Martin Brée, 1796, Bru, 1789, Bosquillon, Hunter, Caron, 1811, Broussais, 1815, etc., etc., c'est-à-dire au nombre des médecins judicieux qui, par leurs travaux, essaient de dégager l'édifice médical des nombreuses erreurs qui l'entourent et l'empêchent de s'élever à la hauteur qu'il devrait déjà avoir atteinte.

M. B. dit, en parlant de la contagion, « qu'il existe des différences bien tranchées entre l'inoculation syphilitique et la simple irritation produite par l'application d'un pus irritant sur des surfaces muqueuses; que dans l'inoculation du virus, il y a toujours incubation plus ou moins longue, caractère général de tous les virus. Il faut être bien prévenu en faveur des virus, pour leur accorder des priviléges dont jouissent toutes les maladies. Je les vois presque toutes, contagieuses ou non contagieuses, avoir un temps plus ou moins long d'incubation, suivant que l'énergie vitale réagit plus ou moins sur la cause des maladies. La rougeole, la scarlatine, le typhus, la gale, la pneumonie, les fièvres intermittentes, etc., etc., sont soumises aux mêmes lois qui régissent l'organisation de l'homme, aussi bien que le vaccin, la variole, la syphilis, etc. L'apparition plus ou moins prompte d'une série de symptômes ne dépend pas toujours de l'activité plus grande de la cause agissante, mais bien de la disposition individuelledans laquelle se trouve le sujet soumis à ces

mêmes causes, de sa constitution, de son tempéra-
ment, de son idiosyncrasie, de l'état de son mo-
ral, etc., etc.

Cette manière d'envisager le développement des
maladies explique pourquoi, chez certains malades,
les prodromes et les signes d'une maladie se déve-
loppent avec une rapidité étonnante, tandis que d'autres au contraire restent long-temps soumis à l'action
des causes morbides, avant d'en voir développer les effets. Cela est parfaitement applicable à la
syphilis ; et, pour être conséquent, il ne faut pas
dire, comme M. B., que les symptômes locaux qui
apparaissent presque immédiatement après le coït *ne
sont certainement pas dus à l'action du virus.*

5. M. B. émet une étrange assertion en disant que,
dans les cas où une blennorrhagie, qui est le symptôme
le plus prompt et *rarement syphilitique,* est suivie, plusieurs jours après son début, de chancres à la base du
gland ou au prépuce, l'écoulement aurait été déter-
miné par l'irritation ou toute autre cause non syphilitique, tandis que les chancres auront été le résultat de l'irritation du virus vénérien. *Risum teneatis!*
Quoi! il faudra rechercher un virus dartreux, scrofuleux, etc., pour expliquer l'apparition d'une uréthrite
aiguë, et regarder le virus syphilitique comme la
source impure de chancres qui se seront montrés
quelques jours ensuite ! Ah! M. B., pour un médecin
qui, en 1824, vivait au milieu des vénériens d'un grand
hôpital, vous professez de singuliers principes, et
je doute que le respectable médecin qui dirigeait alors
le service de ce grand établissement, quoique en-

tiché du virus vénérien, vous ait dicté de semblables préceptes dans ses leçons de clinique.

L'observation m'a appris, ainsi qu'aux auteurs que l'on combat sans beaucoup de succès, que la division des accidens survenus après le coït, en vénériens ou non vénériens, était illusoire, sans fondement, et ne servait qu'à perpétuer les difficultés sur le diagnostic, les embarras, les incertitudes dans le traitement. La lecture de beaucoup d'auteurs syphiliographes m'a confirmé ce que j'avance ; le peu d'accord qui existe entre eux pour caractériser les symptômes avait fortement ébranlé ma conviction, et une longue expérience a fixé mes idées. Je pense donc 1° que la blennorrhagie est le symptôme syphilitique le moins grave ; 2° que toutes les ulcérations de la verge sont de la même nature, ainsi que les bubons, pustules, etc., etc. ; 3° *que le degré d'acuité établit seul le danger pour la contagion;* 4° que si les chancres sont de tous les symptômes vénériens le plus dangereux, c'est que le pus sécrété par un ulcère de la verge à l'état aigu, a un caractère de virulence plus grand que la simple exsudation d'une membrane muqueuse enflammée. C'est ce que M. B. n'a pas lu dans M. Devergie, page 65, et dans M. Richond, chapitre 5.

Des faits prouveront mieux que le meilleur raisonnement. Un sapeur pompier contracta, en 1824, une uréthrite en s'échauffant avec une femme au moment de ses règles ; l'activité qu'il déploya dans un incendie déplaça l'irritation; une orchite survient; Il est traité au Val-de-Grâce par les antiphlogistiques , sort guéri , ne conservant qu'un peu plus de volume du testicule et une grande sensibilité. Dans un nouvel incendie , retour de l'orchite ; cette fois un autre médecin le soumet aux frictions et aux pilules. Le traitement dure deux mois sans amener de résolution complète de l'engorgement testiculaire. A peine un mois s'était-il écoulé depuis sa sortie de l'hôpital , qu'il y est ramené par des douleurs dans tous les membres , et une périostose au tibia droit. Vingt-quatre frictions et les sudorifiques n'empêchèrent pas le développement d'une exostose et l'augmentation des douleurs nocturnes , que les sirops sudorifiques et la liqueur ne guérirent pas plus ; il fallut trois mois d'un traitement diététique sévère , avec l'emploi des narcotiques, des saignées locales et des émolliens, pour débarrasser ce militaire des accidens survenus.

Je laisse au jugement de M. B. à décider les questions suivantes : l'uréthrite était-elle vénérienne, l'orchite était-elle de même nature ? Les douleurs ostéocopes, les périostoses , les exostoses, durent-elles leur origine au virus syphilitique ou à l'emploi du mercure ?

Le fait suivant est encore intéressant. Un jeune homme avait eu un écoulement qui fut traité et guéri par les adoucissans et les pilules mercurielles. Peu de temps après la cure, il se marie, et voit revenir son écoulement , tandis que sa femme est atteinte d'ulcères à la gorge. Tous deux furent guéris par le sirop de Cuisinier et le sublimé. Certes voilà bien de la syphilis conditionnée que le médecin traitant expliqua par la transmission du virus et l'action spécifique du mercure; mais la Clinique syphilitique du docteur Devergie donne de ce fait, pages 105 et 106, une explication par voie de sympathie des organes, qui me paraît concluante. Encore un fait curieux emprunté à M. Devergie, page 56. A la suite d'une orgie dans laquelle la même femme servit pendant une soirée entière aux plaisirs de plusieurs militaires trop stimulés par le vin et le punch, l'un d'eux contracta un petit chancre qui fut cautérisé, mais qui, dix jours plus tard, fut remplacé par une uréthrite des plus violentes; le régime le plus sévère, le repos complet, et des boissons abondantes le guérirent en cinq semaines. Ce chancre était-il *le résultat du virus* développé pendant la soirée chez la femme, car elle n'était pas malade auparavant ? La blennorrhagie était-elle due à une *autre irritation étrangère?* Il faut toute la sagacité de M. B. pour juger ce fait intéressant.

S'il fallait discuter toutes les objections peu solides que contient l'article accusateur, je donnerais à cette réponse une étendue beaucoup plus longue, je m'attache aux plus importantes.

7° «Il était naturel de penser, dit M. B., que des écrivains qui niaient l'existence du virus syphilitique, soutiendraient le développement spontané des symptômes vénériens; mais MM. Jourdan et Richond nous offrent, pour appuyer leur opinion, l'exemple d'animaux, etc., etc.» Mais il faut encore répéter ou que M. B. n'a pas lu les auteurs précités ou qu'il est de mauvaise foi; car, s'ils citent les rela tions d'artistes vétérinaires rapportant des exemples non équivoques d'accidens vénériens chez diverses espèces d'animaux, ils rapportent encore des traits de syphilis développée spontanément chez l'homme à la suite du coït avec des femmes saines et non syphilisées.

M. Richond cite Lucay, professeur à Toulouse, M. de Saint-Romain, Synapius, Blégny, Vigaroux, qui rapportent de semblables exemples ; Fracastor qui, admettant la contagion comme voie ordinaire de développement de la maladie, avoue qu'il a remarqué une foule d'individus qui ont été infectés d'eux-mêmes, *sans aucune contagion.*

M. Devergie, indépendamment de faits semblables, ajoute que Lecat a publié des observations sur la spontanéité du développement du virus syphiliti-que ; que le Journal général de médecine en contient des observations ; il cite Huber comme étant de la même opinion ; il relate le rapport de feu Michel Cullerier à la société de médecine de Paris, dans lequel il pense que la syphilis peut se développer spontanément. Il rapporte que M. Weizmann, médecin à Bucharest, écrit que la syphilis règne quelquefois épidémiquement dans les provinces septentrionales de la Turquie d'Europe, et s'y développe non seulement par contagion, mais souvent spontanément. Enfin, M. Devergie termine par un tableau rapprochant toutes les épidémies de maladies dites syphilitiques qui ont régné, dans lequel se trouve l'épidémie du quinzième siècle, la maladie de la baie de Saint-Paul, le sibben des Écossais, le mal de Scherliéwo, l'épidémie de Chavane, 1819, l'yaws, le radzygé, etc.

8° M. Beaude reproche à M. Richond d'être difficile sur les signes des ulcères syphilitiques, puisque ni la situation, ni la forme, ni la couleur, ni l'étendue, ni l'opiniâtreté, assignés aux ulcères vénériens comme signes caractéristiques, ne lui paraissent pas assez distinctifs.

C'est avec raison que ce jeune et zélé observateur s'est montré si sévère à l'égard de la valeur des signes donnés par les auteurs; et son principal argument est tiré, 1° du peu d'accord des meilleurs praticiens de nos jours, dont les uns regardent comme vénériens ce que les autres rejettent sur les affections dartreuses, etc.; 2° de la confusion des auteurs les plus réputés, qui n'ont pu encore, malgré *des siècles d'observations*, fixer irrévocablement les caractères distinctifs des ulcères syphilitiques. M. B. n'a donc pas vu le tableau curieux que notre hardi et jeune auteur en a tracé. J'en donne ici un faible aperçu.

Swediaur s'élève fortement contre la funeste habitude de regarder comme syphilitiques tous les ulcères qui surviennent à la verge. Blégny dit que les ulcères vénériens sont profonds, le milieu de couleur obscure, et que les petites fibres charnues paraissent rongées et divisées. La base en est dure.

Astruc : ulcères vénériens, superficiels, peu profonds, ronds, calleux, opiniâtres, à mucosité blanchâtre ou livide.

Ulcères non vénériens, larges, irréguliers, profonds, sans callosités à leur circonférence, sans mucosités dans leur fond; plus loin, leur pourtour n'est le siége d'aucune induration ni engorgemens, et les bords en sont le plus ordinairement mous, affaissés et irrégulièrement découpés.

Clossius : les ulcères déterminés par la malpropreté, le coït trop fréquent et autres causes générales, *ont à peu près* la même apparence que les ulcères vénériens, ce qui prouve que les *dispositions des parties* contribuent *beaucoup* à cette apparence.

Helker dit que ces ulcères se montrent souvent *absolument semblables* à ceux qu'on nomme *proprement vénériens*.

Fodéré : ulcères vénériens, *excavés, profonds*.

Lagneau définit les chancres, *ulcérations syphilitiques variables en largeur et en profondeur*, surface blanchâtre, bords rouges, coupés perpendiculairement; la partie où ils existent est dure, engorgée, et ils résistent assez ordinairement à tout autre moyen que les mercuriaux.

Swediaur ajoute, *une tendance continuelle à s'étendre et à corroder*.

Bertin : la forme *arrondie*, *la coupe verticale* attribuées aux chancres n'est pas constante. Ils présentent plus ou moins de dureté ou de callosités dans leurs bords, souvent *superficiels et sans dureté*.

Hunter : ces ulcères ont un caractère qui ne leur est pas *tout-à-fait* propre.

Van-Swieten : Hæc materia in his genita *splendet* instar sevi semifusi ; lentore vix cohæret, colore est singulari, albo, sublutescente, viridescente. Vix acris sentitur, ardore, dolore, morsu, sed solam hanc membranam putrefascit absque ingentis doloris sensu.

Le lecteur peut juger si, après de semblables contradictions, il est permis de ne pas ajouter foi aux prétendus signes des ulcères des parties sexuelles.

9° Mais c'est surtout le mode d'explication par les sympathies, pour le développement des accidens consécutifs, qui met M. B. hors de lui-même, et toute sa rhétorique est employée à jeter le ridicule sur les opinions de nos auteurs, qui ne cadrent nullement avec ses idées virulentes. C'est sans contredit le point le plus délicat et le plus important de l'histoire de la syphilis; c'est celui sur lequel il sera difficile de faire entendre raison aux médecins virumanes. Je le conçois; car moi-même, bercé dans cette doctrine erronée, il m'a fallu un long temps pour y renoncer complètement; j'avoue que je dois cet heureux changement aux principes enseignés par la doctrine physiologique, qui, selon moi, s'applique parfaitement à l'histoire de la syphilis. C'est dans cette doctrine si rétrécie, si mesquine, si étroite, et si dangereuse, comme on l'écrit *fort judicieusement* dans la Revue médicale, et dans la lecture des ouvrages de M. Jourdan, entachés de cette pernicieuse médecine, que j'ai trouvé réduit en préceptes ce que l'expérience m'avait déjà appris. Les propositions de M. Broussais sur la syphilis offrent des modèles à méditer, et les développemens de ces propositions sont de nature à satisfaire les hommes de l'art qui recherchent avec ardeur la vérité et ne craignent pas de secouer les préjugés et l'aveugle prévention, en faisant un petit sacrifice d'amour-propre.

« Il est fâcheux, dit M. B., que cette résurrection d'une théorie (celle qui apprend à considérer les symptômes consécutifs comme produits par les sympathies) émise déjà en partie par Barthez et Hunter, ne présente pas aujourd'hui plus de chances de réussite qu'elle n'en offrit alors... D'ailleurs, si ces sympathies existaient véritablement, elles devraient aussi avoir lieu dans l'ordre inverse, c'est-à-dire, les pustules à la peau devraient déterminer des ulcères à la gorge et des sympathies aux parties sexuelles. Enfin, on pourrait, ainsi que l'a fait M. Plisson, objecter à nos auteurs, pour dernière raison, que toutes les fois qu'une sympathie se manifeste, c'est toujours lorsque l'organe primitivement affecté a acquis son plus haut degré d'irritation, que la secousse se fait le plus violemment ressentir dans l'organe correspondant. Ce n'est pas ce qu'on observe dans les affections vénériennes ; car c'est presque toujours lorsque les symptômes primitifs décroissent ou ont disparu, que surviennent les accidens consécutifs. »

J'en suis fâché pour MM. Beaude et Plisson, mais je ne puis leur donner raison, pas même sur la mauvaise chicane faite à M. Jourdan pour avoir adopté les idées de Darwin sur la sympathie. Cette théorie, si bien développée par l'auteur des phlegmasies chroniques, loin d'être répudiée, comme se plaît à le dire M. B., fait au contraire fortune, et je lui trouve

autant de partisans que de médecins éclairés et judicieux. Je connais même certain praticien de mérite,
défenseur zélé d'un virus syphilitique, qui se rend
à l'évidence ; je l'ai vu reconnaître déjà une partie de
cette sympathie ridicule et surannée, abandonner
la théorie des spécifiques, et ses malades s'en trouver mieux, beaucoup mieux.

Que M. Plisson ajoute une erreur de plus aux
mille et une erreurs entassées dans sa petite syphiliographie, cela ne fait rien à la science ; mais il
n'en est pas moins vrai que cet auteur et son ami,
M. Beaude, se sont trompés dans l'article précité.
En se rappelant un peu de physiologie, ils auraient
vu que les organes génitaux principalement, jouissent par leur structure et par leurs fonctions d'une
irritabilité extrême, d'une sensibilité exquise qui
ne peut être comparée à aucune autre ; que la gorge,
quoique liée étroitement par les liens de la sympathie, ne jouit point à ce même degré de ces
propriétés vitales qui constituent un sixième sens ;
qu'il en est de même pour la peau, etc., etc.; que
ces sympathies, si vives dans les maladies aiguës, ne
sont pas aussi marquées dans celles où les phénomènes morbides marchent avec lenteur et s'éta-
blissent aussi plus lentement. Ces messieurs ont
sans doute observé combien de temps le son de
la voix restait altéré à l'époque du développement
des organes génitaux. Ils connaissent aussi la lenteur avec laquelle la voix féminine s'établit à la
suite de l'opération de la castration et le laps de
temps qui s'écoule avant que la disparition de la

barbe et les autres signes de la virilité aient
lieu. MM. Richerand et Broussais ont écrit, le premier en 1812, le deuxième en 1815, que la prédis-
position à la syphilis est la même que la prédis-
position aux scrophules, et que la syphilis affec-
tait plus particulièrement les mêmes organes que
les scrophules; donc lenteur plus ou moins grande
dans le développement et la cure de ces maladies, suivant l'idiosyncrasie des malades; donc lenteur plus ou moins grande dans l'apparition des
sympathies physiologiques et morbides.

M. Jourdan n'a-t-il donc pas écrit, à ce sujet,
« que de ce qu'une sympathie évidente existe entre deux organes, il ne s'ensuit pas qu'ils doivent être susceptibles au même degré de ressentir
l'influence de leurs états pathologiques respectifs,
et que la différence de texture apporte nécessai-
rement de grandes modifications à cet égard? » Il
ajoute :

« Mais l'objection porte elle-même à faux. La ré-
ciprocité d'action entre la gorge et les organes génitaux a lieu dans tous les cas de vive irritation,
comme on peut s'en convaincre dans le typhus, où
les phlegmasies et la gangrène des parties naturel-
les ne sont pas rares. Hippocrate, dont la théorie
du virus ne fascinait pas les yeux, l'avait aussi observé dans les épidémies catarrhales. »

Un autre passage du même auteur aurait dû ar-
rêter ces messieurs, et leur éviter une discussion
oiseuse, « Sous la dénomination *de sympathie*, on
n'entend point expliquer tous les phénomènes, ce

qui est impossible, mais seulement employer un terme qui exprime l'enchaînement et la coordination des faits, qui nous les représente aussitôt à l'esprit tels qu'ils s'offrent dans la nature, sans rien préjuger d'ailleurs sur leur cause prochaine, à laquelle il ne nous est pas permis de nous élever. La théorie du virus n'offre pas ces avantages, cette simplicité, puisqu'elle entasse hypothèses sur hypothèses, sans pouvoir même arriver à son but, malgré la prétention qu'elle a de remonter à la cause première des phénomènes. » Que ne puis-je ici citer le passage de l'ouvrage de M. Devergie, relatif aux sympathies des organes génitaux, page 103 et suivantes : nos lecteurs auraient pu juger si M. Beaude les a comprises.

10° Notre adversaire prétend que, «*sentant la faiblesse de leur système* , les auteurs précités ont attribué *quelquefois* les accidens consécutifs aux traitemens mercuriels que l'on faisait subir aux malades, et ils les ont alors considérés comme *produits par l'irritation de l'estomac.* Indépendamment, poursuit-il, qu'il est généralement connu que les symptômes consécutifs se sont manifestés chez des individus qui n'avaient été soumis à aucun traitement mercuriel, nous pouvons rapporter des faits dont nous avons été témoins. Il ajoute : M. Cullerier neveu, en 1824, fit des expériences pour déterminer si les récidives de la maladie vénérienne ne sont pas plus fréquentes, les symptômes étant traités localement, que lorsque les individus ont été soumis à *un traitement général et spécifique.* Il cautérisa chez plusieurs ma-

lades *du dehors*, qui jusqu'alors avaient été vierges
de syphilis, des chancres à la verge ; plusieurs guérirent , et chez deux de ces derniers , il se manifesta
sans causes appréciables, des ulcérations à la gorge,
quinze jours ou trois semaines après la cicatrisation ,
qui cédèrent facilement à un traitement mercuriel.
M. B. cite de plus un ex-soldat traité sans mercure par
M. Richond , chez lequel, deux mois après la guérison d'un chancre sur la verge , survint un ulcère
consécutif de la peau de cet organe , et un bubon
dans l'aine droite. Ce malade , qui ne s'était point
exposé à une nouvelle infection , fut traité et guéri
par les frictions.

En vérité on doit être étonné qu'un médecin qui
s'est livré à l'étude de l'histoire de la syphilis ,
puisse baser une réfutation sérieuse sur de semblables propositions , et , pour me servir de ses expressions, *il faut vraiment être animé de la manie de
la controverse , et supposer à ses adversaires bien
peu de moyens de défense , pour se permettre de les
attaquer avec de semblables armes.* Qu'un médecin,
qui , dans sa pratique, voit peu de syphilisés , écrive
un semblable article , il devient en quelque sorte
excusable de défendre les principes qu'il croit certains ; mais celui qui a été à même de vérifier toutes les erreurs entassées sur cette malheureuse syphilis est impardonnable quand il donne au public,
en 1827 , des preuves complètes de l'ignorance des
progrès des sciences médicales. En effet, comment M. B. n'a-t-il pas vu, même à l'hôpital des vénériens en 1824 , que beaucoup de malades ne gué-

rissaient point par le mercure, que beaucoup reve-
naient se faire traiter de symptômes consécutifs
plus ou moins graves après plusieurs traitemens, et
qu'il fallait alors varier à l'infini les moyens phar-
maceutiques pour essayer de les débarrasser de leurs
maux. Comment ce médecin ignore-t-il que, depuis
plusieurs années, les symptômes consécutifs sont
déjà moins fréquens dans certains établissemens,
depuis que la prudence préside davantage à l'admi-
nistration des préparations mercurielles, et qu'un
traitement banal n'est plus aussi généralement
suivi. Nos auteurs incriminés par lui ne font qu'a-
jouter par leurs observations à la masse des
faits qui existent déjà. Partout où je jette les yeux,
je ne vois que des preuves incontestables de
maladies occasionées par l'usage du mercure,
et les productions d'un grand nombre de symptômes consécutifs attribués faussement à la syphilis.
Déjà Fallope et Fernel, *ceci n'est pas moderne*,
avaient professé de semblables opinions. En 1747,
Ritter, Cornborck, développèrent les mêmes idées ;
en 1787, Hunter, en 1789, Bru ; en Angleterre,
Thompson, Guthrie, Rose, Carmicaël, Astley
Cooper, Hennen et autres s'élevèrent tous avec force
contre la confusion des accidens vénériens et mercuriels ; en France, depuis 1811, quelques auteurs
unirent leurs voix et leurs plaintes sur le même
sujet, et chaque jour les travaux des médecins contemporains français ou étrangers démontrent que
le mercure fait plus développer d'accidens consécutifs que la syphilis elle-même, surtout les exos-

toses, les caries des os et des cartilages, les ulcères rongeants, etc.

Est-il possible qu'il n'ait point connaissance des
essais multipliés répétés en Allemagne, en Suède,
en Amérique, etc.; à Philadelphie (1825 et 1826).
Sur cent onze vénériens traités sans mercure, deux
seulement éprouvèrent des accidens consécutifs; en
Suède, on a reconnu aussi que les rechutes étaient
plus fréquentes après l'emploi du mercure que par
le traitement *Diet-Kur*; ainsi, en 1822, 1823 et
1824, elles ont été souvent de $17\frac{1}{2}$, $14\frac{1}{16}$, et
$14\frac{1}{2}$, tandis que par le traitement simple, elles
n'étaient que de $7\frac{3}{4}$, $7\frac{1}{3}$, et $8\frac{1}{3}$. Tous ces praticiens distingués n'ont pas considéré *les symptômes
consécutifs comme produits par l'irritation de l'estomac*, ainsi que l'annonce M. B. Si c'est une plaisan-
terie qu'il a voulu faire à l'imitation de MM. Plisson
et Miquel, elle est de mauvais goût; si c'est sérieusement que cette phrase a été écrite, elle dépose
encore contre le jugement de son auteur; car aucun
écrivain, ni ancien ni moderne, n'attribue les
douleurs des membres, les affections du système
osseux et fibreux, les éruptions cutanées, etc., à
l'irritation de l'estomac, surtout quand le mercure
avait été administré extérieurement; mais il est certain que la maladie de ce dernier organe précédait
les affections morbides des autres systèmes, quand
les préparations mercurielles avaient été ingérées,
et que dans beaucoup de cas elle venait les com-
pliquer.

Qui a donc nié que des symptômes consécutifs

ne puissent être la suite d'affections syphilitiques lo-cales chez des personnes qui n'avaient point fait de *traitement mercuriel général et spécifique?* Qui a contesté que le mercure guérît la syphilis? Personne, pas même les trois auteurs qui sont mis à l'index par M. B. Seulement, ils publient que cette maladie peut se guérir et guérit en effet sans ce médicament très actif, et qu'il ne faut y avoir recours que le plus rarement possible. A cette occasion, M. B. cite des expériences de M. Cullerier, neveu, faites en 1824, qui ne servent qu'à appuyer ce qu'on connaissait depuis long-temps. Si ce praticien, ainsi que MM. Richerand et Hernandez, se les étaient rappelées, ils n'auraient pas, par leurs exemples, encouragé la cautérisation des chancres primitifs, qui entraîne souvent à sa suite des accidens consécutifs plus ou moins graves. Voici ce que rapportent MM. Jourdan, Richond et Devergie. « Bell expérimenta deux fois en cautérisant avec le nitrate d'argent. Dans la première expérience, sur vingt malades, dix furent cautérisés, cinq pansés avec l'onguent mercuriel, et les cinq derniers avec le cérat simple. Huit des cautérisés eurent des bubons, et parmi ceux qui avaient été frottés d'onguent mercuriel, il n'y en eut qu'un seul qui en fut atteint. Dans la deuxième expérience, sur vingt-quatre malades cautérisés, vingt eurent des bubons. Enfin, notre antagoniste a vu guérir par le mercure un malade de M. Richond atteint d'accidens consécutifs à la suite de symptômes primitifs traités sans mercure. Qu'est-ce que cela prouve? M. Richond a-t-il avancé qu'il n'avait point eu de récidive? non, puisqu'il en donne un tableau dans son ouvrage. Seulement M. B., en annonçant ce fait, aurait dû nous détailler cette observation, et nous indiquer le genre de vie de ce militaire depuis le moment qu'il avait quitté l'hôpital de Strasbourg; car quoiqu'on nous annonce que les accidens constitutionnels soient survenus *sans causes appréciables*, je connais assez les militaires pour avoir lieu de penser que nous aurions trouvé quelques causes explicatives de cette récidive. En général, il n'y a pas d'effets sans causes.

11° Quant à l'hérédité de la syphilis, M. Beaude gourmande sévèrement M. Jourdan d'en avoir rejeté la possibilité, et de l'avoir fait en cherchant à expliquer ce qui échappera toujours à nos facultés intellectuelles. Mais je ne vois pas que cet auteur se soit écarté de la vérité en combattant les hypothèses de Bell. Je conviens qu'on serait en droit d'exiger davantage de la part d'un médecin aussi éclairé, et que le chapitre de l'hérédité n'offre pas les éclaircissemens suffisans pour renverser cette théorie. Cependant j'ajouterai qu'il devenait inutile de grossir cet article, pour ceux qui avaient médité les chapitres précédens de son excellent ouvrage.

M. B. prête à M. Richond un langage qui semblerait faire croire que cette maladie serait fréquemment héréditaire, tandis que ce médecin place cette hérédité dans les *cas rares et très rares*, et tout ce qu'il a écrit à ce sujet confirme son opinion. M. B. s'étonne qu'en faisant cette concession, ce médecin syphiliographe n'admette pas son virus si chéri, et qu'il explique cette transmission de la maladie aux enfans, comme celle de gastrites chroniques qu'il *dit avoir été observée de la mère à l'enfant par M. Broussais*, comme celle de toutes les maladies héréditaires, comme celle des traits de la figure, des caractères et des habitudes. En rejetant cette manière d'envisager l'hérédité, M. B. oublie tout ce que la science possède actuellement sur les maladies héréditaires. Le lui rappeler serait trop long ; seulement il prouve qu'il n'est encore qu'un bien jeune praticien, qu'il a besoin de beaucoup observer et surtout de réfléchir, avant d'entreprendre la tâche difficile de critique judicieux.

Puisqu'il examine successivement les opinions de nos trois auteurs, je suis étonné qu'il ne parle pas de celle du docteur Devergie, qui, partageant les mêmes principes, donne aussi des documens qui ne sont pas sans intérêt sur cette partie difficile et épineuse de l'histoire de la syphilis. Ce médecin, qui, depuis vingt-quatre ans, a traité un grand nombre de syphilisés, dit qu'il existe parmi les auteurs de grandes erreurs sur la syphilis des nouveau-nés. Il appuie cette opinion de propositions empruntées à un auteur (Bertin) qui avait observé cette maladie chez les enfans, dans le même hôpital où M. B. étudia *avec tant de succès* l'histoire de la maladie vénérienne. « On ne doit regarder comme propre à caractériser la syphilis des nouveau-nés, qu'un *assez petit nombre de symptômes. Ils ont été multipliés à l'infini, au détriment de la science.*

»Il règne une grande confusion dans la plupart des ouvrages sur la syphilis des enfans ; *tous ou presque tous les auteurs* ont regardé comme des signes de ce mal des *symptômes qu'on a lieu d'observer chez les*

(3i)

enfans exempts d'infections et nés de parens sains. »

M. B. aurait dû, ce me semble, réfuter ses anta-gonistes par des faits et non par des divagations inutiles. Mais, pour cela, il aurait fallu aborder franchement et sérieusement leurs puissantes ob-jections ; c'est ce qu'il n'a osé faire : il lui a paru plus commode de les tronquer, de les défigurer, de les mal interpréter. Cette polémique n'est ni utile ni glorieuse.

12° Pourquoi M. B. s'arrête-t-il en si beau chemin ? Depuis neuf mois nous attendons son article sur le mercure, vrai spécifique, selon lui, des maux vé-nériens, et qui laisse craindre le moins souvent les récidives. Il sera curieux de lire ce qu'il nous an-nonce. Sans doute que ce dernier point sera lumi-neux, et complètera de renverser, avec un succès *non pareil*, la théorie soi-disant nouvelle de nos syphilio-graphes modernes. Cependant qu'il me soit permis d'en douter : j'en juge par le passage suivant de M. B.: « Nous devons convenir que tous les symptômes vé-nériens primitifs , et *souvent* même les consécutifs, peuvent *facilement* disparaître par l'emploi des anti-phlogistiques et par un régime approprié à la si-tuation du malade ; mais *il est notoire que, dans ces cas, la maladie vénérienne reparaît bien plus certainement* que lorsque le traitement a été fait par les mercuriaux, et que souvent encore les sym-ptômes primitifs, et plus fréquemment les accidens consécutifs, résistent *aux moyens simples*, et ne cè-dent qu'aux préparations hydrargyrées. »

Nous avons déjà en partie réfuté plus haut ce passage entièrement faux. M. Beaude, avant d'écrire cette tirade, démentie par l'observation journalière, aurait dû profiter de la note de la page 103 de la Clinique de la maladie syphilitique, où M. Devergie dit positivement, « 1° que là où les principes de la doctrine physiologique sont mis en pratique, les symptômes de la maladie cèdent, *dans la plus grande majorité des cas*, au traitement antiphlogistique, guérissent avec plus de rapidité, sans beaucoup de récidives ni de symptômes consécutifs ; tandis que là où *le spécifique par excellence*, *le mercure*, était administré d'une manière banale, sans discernement, un grand nombre de pauvres syphilisés languissaient souvent long-temps avant d'arriver à une guérison certaine, au milieu de la cohorte inséparable de maux produits par une médication mal dirigée ;

2° Qu'au Val-de-Grâce la durée moyenne du traitement des vénériens par la méthode antiphlogistique, n'avait pas dépassé, en 1826, trente-six jours, au lieu que, dans les années précédentes, où l'on suivait la méthode mercurielle, elle s'était élevée de cinquante-six à soixante-onze jours.

Mais ne préjugeons rien, et attendons les faits que M. B. veut opposer à ceux des méthodistes modernes. Seulement je l'engage à ne pas perdre de vue que, théorie à part, la thérapeutique des maladies syphilitiques a subi, depuis 1824, d'importantes modifications.   Le docteur D.

IMPRIMERIE DE LACHEVARDIERE, RUE DU COLOMBIER, N° 30, A PARIS.